AF246728

DE

L'ENDOSCOPIE DIRECTE DU SINUS MAXILLAIRE

PAR LES FISTULES

Par le Dr SARGNON (de Lyon).

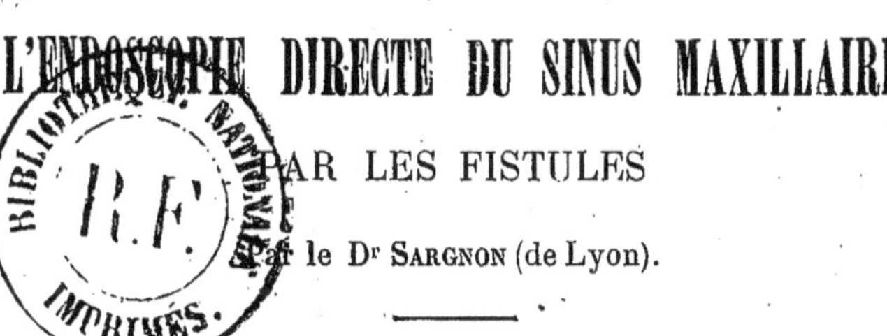

Il est de toute importance au cours de l'examen d'un sinus maxillaire enflammé de pouvoir dire s'il s'agit d'une sinusite vraie avec fongosités et étroitesse de la cavité ou bien s'il s'agit de ces formes non bourgeonnantes qui, pour nombre d'auteurs, notamment Lermoyez, ne sont pas des sinusites proprement dites, mais plutôt des empyèmes. L'examen à l'éclairage transsinusien dénote dans tous ces cas de l'opacité et ne permet pas de trancher le problème : le signe, récemment donné par Mahu de la capacité du sinus, n'est pas toujours de recherche facile ; aussi s'est-il peu généralisé. Dans les sinusites que nous avons rencontrées depuis quelques mois avec des fistules alvéolaires ou même sus-alvéolaires, que ces fistules soient spontanées ou qu'elles aient été créées artificiellement par le chirurgien, nous avons essayé d'appliquer les données générales de l'en-

doscopie directe avec le tube creux métallique introduit à l'aide d'un mandrin
mousse (1). Nous avons cherché à endoscoper par voie directe la plupart des cavités
et des conduits de l'organisme ; à la Société
des sciences médicales de Lyon, 22 janvier
1908, nous avons étudié cette question de
l'endoscopie directe et mentionné ses applications pratiques (2), mais nous n'avons pas
songé qu'elle fût possible au sinus maxillaire, sauf, bien entendu, pour les fistules
très larges et au cours de la cure radicale
où elle est d'application courante ; il nous a
été donné tout récemment d'extraire par
fistule dentaire un drain de caoutchouc de
3 centimètres tombé dans le sinus maxillaire depuis quatorze mois : le malade men-
tionnant la possibilité de ce fait, dont il
était loin d'être sûr, nous avons pratiqué
l'examen du sinus avec un tout petit spéculum à oreille ; nous avons constaté le corps
étranger enclavé dans la muqueuse et l'a-
vons extrait à la pince sous cocaïne après
désinsertion avec un crochet ; ajoutons que
la radioscopie avait été négative, des explo-
rations à l'aveugle avaient été faites dans
ce sens par un confrère parisien qui avait

(1) Bien avant nos recherches, le Dr Cartaz a essayé
dans quelques cas l'éclairage du sinus par l'ouverture
alvéolaire à l'aide d'une petite lampe électrique de la gros-
seur d'un cautère nasal et construite par Trouvé (Maladies
du nez, *Traité de médecine* de Brouardel et Gilbert) ; souvent l'orifice trop étroit de la fistule n'a pas permis d'en tirer
parti, ainsi qu'a bien voulu nous le signaler personnellement M. le Dr Cartaz.

(2) Voir *Archives de Chauveau*, novembre-décembre 1908.

proposé la cure radicale. Nous reproduisons cette très intéressante observation à la fin de notre article.

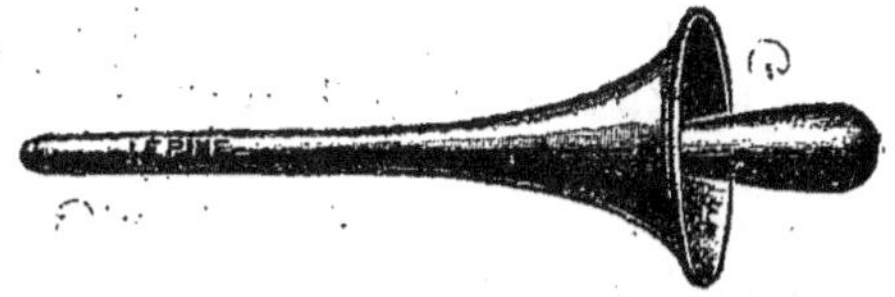

Endoscope pour sinus (Dr Sargnon),
mi-grandeur de l'appareil.

Depuis lors nous avons fait construire un spéculum métallique plus long qu'un spéculum à oreilles et comprenant deux grandeurs, l'un a 4 millimètres de diamètre extérieur et l'autre 5. Un mandrin mousse facilite l'introduction, d'ailleurs très facile, la plupart des fistules spontanées ou artificielles permettant le passage d'un tube de 4 millimètres de diamètre extérieur.

Voici comment nous procédons :

Après avoir anesthésié à la cocaïne le trajet fistulaire, nous mettons le malade en position couchée ou simplement en position assise la tête très renversée, nous introduisons ensuite le tube muni de son mandrin, le tout très vaseliné ; l'introduction est des plus simples. Si le pus ou le sang viennent obstruer la lumière du tube, nous l'écouvillonnons avec une petite tige porte-coton et en quelques instants nous avons, à l'aide du miroir de Clar, une vision très nette d'un segment de la muqueuse du sinus.

Nous avons pu constater ainsi deux états bien différents :

1° Dans la sinusite simple (empyème) d'origine dentaire, habituellement la muqueuse est lisse, jaunâtre, elle ne paraît pas du tout bourgeonnante ; peut-être y a-t-il des bourgeons dans les angles ; mais malheureusement ils sont difficilement vus par l'endoscope. Le stylet explorant cette muqueuse ne la fait peu ou pas saigner.

2° Dans un cas, au cours de sinusites datant de longue date, nous avons constaté au contraire une muqueuse très bourgeonnante, rouge, épaissie, saignant au moindre contact et abondamment ; la cavité paraît notablement rétrécie. Nulle part, dans les régions visibles par l'endoscope, la muqueuse n'est lisse et jaunâtre ; c'est bien là le type de la sinusite proprement dite ancienne, chronique, fongueuse et hémorragique au contact. Dans le seul cas de corps étranger que nous avons eu l'occasion d'endoscoper, nous avons constaté vers la paroi interne une longue bande noirâtre, enclavée dans des bourgeons ; le reste de la muqueuse avait un aspect lisse et jaunâtre.

L'introduction est habituellement facile ; dans les cas où la fistule est très étroite, nous la dilatons, au préalable, avec un stylet cocaïné en ayant soin de mettre le coton très long et d'un seul bloc, pour qu'une parcelle ne s'égare pas dans l'intérieur du sinus, puis nous dilatons avec le mandrin de l'instrument d'abord et pratiquons ensuite l'introduction ; en cas d'orifice trop petit, rien ne serait plus facile que de l'agrandir au perforateur ; jusque là nous n'avons utilisé que la voie alvéolaire ou sus-alvéolaire ; un essai fait par la narine à travers l'orifice artificiel d'une sinusite traitée par la cure radicale de Luc, ne nous a pas donné d'utiles renseignements à cause de l'obliquité de l'instrument. En faisant un orifice intranasal plus rapproché de la partie antérieure, peut-être pourrions-nous mieux explorer le sinus maxillaire par voie directe. C'est là un point à étudier.

En somme, cette méthode d'endoscopie directe que nous croyons nouvelle, *tout au moins dans ses résultats pratiques*, permet :

1° D'explorer la muqueuse du sinus et de dire si elle est bourgeonnante ou non. Elle ne permet pas d'examiner pour le moment les angles et les recoins du sinus ; néanmoins, nous pouvons déjà, par ce procédé, dire au malade : vous avez une muqueuse lisse, le traitement par les voies naturelles ou artificielles simples suffira probablement ; la muqueuse est-elle bourgeonnante, on peut lui conseiller à la rigueur d'essayer les méthodes simples mais avec de très grosses réserves ; en pareil cas, la radicale est préférable ; cependant des auteurs, comme Garel, ont signalé des cas de guérison de sinusites vraies, au bout d'un temps très long, un an et demi même, par les lavages alvéolaires ; les malades timorés peuvent donc, à la rigueur, essayer ces procédés avant de se faire opérer par cure radicale; personnellement nous préférons leur conseiller la radicale d'emblée en pareille circonstance.

2° Dans un cas de cure radicale, cette méthode nous a permis de vérifier l'intégralité du curettage et l'épidermisation post-opératoire.

3° En cas de corps étranger, on peut parfois le voir, le désenclaver et l'extraire de visu avec de petites pinces à corps étranger d'oreilles et éviter ainsi une intervention inutile; ultérieurement, nous pratiquons de temps en temps, sous le contrôle de la vue, des cautérisations directes des points encore bourgeonnants.

4° Pouvons-nous espérer dans certains cas de fongosités limitées et nettement visibles, les guérir par des curetages et des cautérisations directes? La chose nous semble très possible et très logique.

En somme, la méthode que nous proposons est logique, rationnelle, elle nous a donné des résultats très nets; nous croyons à son avenir, ce n'est d'ailleurs qu'une des multiples applications de l'endoscopie directe, qui, pour nous, dans les fistules un peu compliquées de quelque région qu'elles soient, peut donner d'excellents résultafs, Ajoutons enfin que, en cas de fongosités de nature suspecte, et le fait n'est malheureusement pas très rare pour le sinus maxillaire, il nous est très facile de prendre un

fragment du tissu malade, de le soumettre
à l'analyse et de voir s'il s'agit d'une sinusite symptomatique d'un néoplasme malin
ou simplement d'une sinusite chronique fongueuse ; une pareille constatation a évidem-
ment une valeur capitale.

OBSERVATION I. — *Corps étranger méconnu du sinus maxillaire; diagnostic et extraction faits par
l'endoscopie directe ; guérison.*

M. X..., officier, vingt-quatre ans.

Très mauvaise dentition des parents. En *septembre*
1906, inflammation à gauche au niveau de la première et deuxième prémolaire et de la première molaire avec gonflement de la joue et refoulement du
palais osseux. Pas de pus par les narines, mais le
pus sort par la canine et l'incisive latérales. Ablation
de la première et de la deuxième prémolaire.

Décembre 1906. Le malade entre au Val-de-Grâce,
porteur d'une fluxion dentaire très volumineuse. On
fait le diagnostic de sinusite. On ouvre au niveau
de la gencive. Suppuration abondante, lavages à
l'eau oxygénée. Mise en place d'un drain de caoutchouc. On continue les lavages.

Janvier 1907. Le drain est perdu, le malade croit
l'avoir avalé, la radiographie du sinus est négative.
Un laryngologiste de Paris conseille, en cas d'insuf-
fisance des lavages, la cure radicale. La suppuration
continue aussi intense et fétide. Nous voyons le
malade le 25 *avril* 1908 (quatorze mois après la perte
du drain).

A l'examen pas de pus nasal. Le sinus maxillaire
gauche est opaque. Au niveau de la gencive, à gauche, il existe une fistule de 6 millimètres de diamètre immédiatement au-dessus de la racine de la
deuxième prémolaire ; un clou métallique obture la
fistule. Le lavage par la fistule ne passe pas par le
nez. L'exploration au stylet, d'ailleurs déjà faite à
Paris, ne donne après anesthésie locale aucune sensa-
tion spéciale. La cavité très réduite en avant mesure

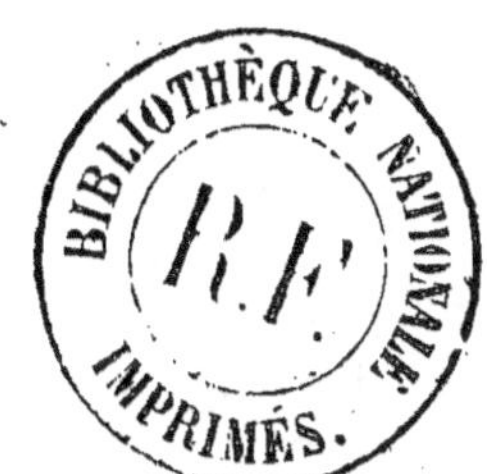

en arrière près de 4 centimètres. Elle semble remonter en haut jusqu'à l'orbite.

L'exploration avec un stylet courbe est négative A ce moment le malade nous raconte l'histoire du drain peut-être égaré. De suite, après cocaïne, nous dilatons la fistule avec le mandrin métallique d'un trachéoscope court ; nous introduisons un spéculum à oreille moyen et constatons très nettement la cavité avec une muqueuse rougeâtre d'apparence saine ; mais en haut et en dedans nous voyons une ligne grisâtre oblique longue de 2 centimètres environ, haute de quelques millimètres avec au-dessus et au-dessous de petits bourgeons. L'exploration au stylet donne une consistance demi-molle et fait saigner les bourgeons. On détache en avant le corps étranger probable avec un tout petit stylet recourbé ; avec une pince à corps étranger d'oreille, nous extrayons un drain de caoutchouc long de 0 m. 30, large de 5 millimètres rempli de pus fétide. Cautérisations iodées surtout de la région granuleuse. Le lendemain suppuration diminuée, bourgeons affaissés et blanchâtres, cautérisations iodées endoscopiques. Trois jours après (aucun lavage n'a été fait) pus très amélioré ; on laisse fermer lentement la fistule.

OBSERVATION II. — *Sinusite maxillaire droite d'origine dentaire* ; *albuminurie*, par Marque et Sargnon.

Homme de quarante-six ans ; a eu des coliques hépatiques antérieures, albuminurie (un gramme d'albumine au moment de l'examen), extraction d'une molaire par son dentiste qui constate une sinusite maxillaire droite, il a d'ailleurs souffert souvent du côté de la joue droite. A l'examen nous constatons très peu de pus dans le méat moyen droit, mais il s'échappe du pus très fétide par la fistule dentaire qui communique manifestement avec le sinus maxilaire ; lavages réguliers ; sept jours après, grosse amélioration, l'albumine tombe à 10 centigrammes par litre, le pus fétide est devenu du muco-pus non fétide ; un mois après, disparition de l'albumine ; le lavage ne ramène plus de pus, les maux de tête ont disparu. A ce moment nous examinons le sinus par vision directe avec un tube de 5 millimètres ; le sinus est grand, la muqueuse est saine, lisse, non bourgeonnante ; on diminue les lavages, on supprime le drain alvéolaire et on fait des cautérisations iodées tous les trois jours par la fistule ; dix jours après, à l'endoscopie directe, nous constatons un peu de mucus ; la vision est bien plus nette avec le tube de 5 millimètres, qu'avec celui de 4. Nouvelle endoscopie directe un mois après : la muqueuse est lisse, jaunâtre ; du mucus, pas de pus ; guérison constatée au bout d'un mois ; la fistule très petite ne permet plus l'introduction de l'endoscope ; le malade ne mouche plus de pus.

OBSERVATION III. — *Syphilis ancienne. Sinusite maxillaire droite dentaire, séquestres, étroitesse du trajet fistuleux, endoscopie complète du sinus impossible,* par Vignard et Sargnon.

Il s'agit d'un homme de cinquante-trois ans atteint d'une fistule dentaire à droite, consécutive à l'ablation d'une dent. Agrandissement au perforateur, mise en place d'un autre petit drain métallique ; lavages répétés, pas de guérison ; examen de la fistule à l'endoscope, nous constatons des séquestres, qu'on enlève par une série de curettages sous cocaïne ; notamment on enlève deux gros séquestres ; néanmoins nous n'avons pu endoscoper l'intérieur du sinus maxillaire ; piqûres de bi-iodure ; guérison. Dans ce cas donc, nous n'avons pu explorer que le trajet fistulaire qui nous a permis d'enlever tous les séquestres, d'ailleurs multiples, dont les uns étaient visibles à l'extérieur et les autres seulement à l'endoscope.

OBSERVATION IV. — *Sinusite frontale récidivante D. avec ethmoïdite ; réopération du sinus frontal ; ablation de l'ethmoïde par voie nasale interne ; guérison ; persistance d'une sinusite maxillaire D. ; endoscopie directe par la trépanation alvéolaire.*

Il s'agit d'un malade opéré avec le Dr Gangolphe ; le cas a été publié dans le *Lyon médical*, 23 février 1908.

Comme le malade guéri de son sinus frontal présente encore du pus dans le méat moyen D., nous examinons à nouveau le malade et constatons de la sinusite maxillaire à D. et à G. ; ablation des deux dents cariées ; communication de chaque dent enlevée avec le sinus ; lavage des deux sinus par l'alvéole. L'endoscopie directe du sinus D. montre après agrandissement à la tige cocaïnique, une cavité très restreinte, *très bourgeonnante*, très sanguinolente ; comme le malade n'accepte pas la cure radicale de ce côté, il part en se faisant des lavages ; le sinus maxillaire G. n'a pu être examiné, le trajet étant trop étroit pour laisser passer l'endoscope de 5 millimètres.

OBSERVATION V. — *Sinusite maxillaire double dentaire ; guérison à D ; récidives multiples à G ; cure radicale à G ; endoscopie directe post-opératoire par une fistule gingivale.*

Mlle X..., vingt ans, observée avec MM. les Drs Caillon et Grange ; la cure radicale par la méthode de Luc montre une muqueuse très épaissie avec des clapiers purulents ; curettage minutieux endoscopique.

Suites opératoires parfaites, sauf une grippe au cinquième jour qui fait croire à de la rétention ; un petit drain est placé au niveau de la plaie gingivale en vue de cicatrisation ; ablation au bout de quatre jours. Pendant huit jours, on put très facilement avec l'endoscope constater que le curettage avait été complet et que la muqueuse du sinus reprenait un aspect normal (1).

(1) Cf. SARGNON, *Archives internationales de laryngologie*, 1909.